YOGA

天天好状态
心态瑜伽

[法] 玛蒂尔德·皮顿 著　陈霞 译

大连理工大学出版社　辽宁科学技术出版社
LIAONING SCIENCE AND TECHNOLOGY PUBLISHING HOUSE

YOGA ATTITUDE!
by Mathilde Piton
© Larousse 2017
All rights reserved. No part of this publication may be reproduced, stored in a retrieval system, or transmitted in any form or by any means, electronically, mechanically, by photocopying, recording or otherwise, without the prior permission of the copyright owners and the publisher. The simplified Chinese translation rights arranged through Rightol Media. （本书中文简体版权经由锐拓传媒取得）

简体中文版 ©2024 大连理工大学出版社

著作权合同登记 06-2024 年第 112 号

图书在版编目（CIP）数据

心态瑜伽 /（法）玛蒂尔德·皮顿著；陈霞译. 大连：大连理工大学出版社；沈阳：辽宁科学技术出版社，2025.6. -- （天天好状态）. -- ISBN 978-7-5685-5736-8

Ⅰ. R161.1

中国国家版本馆 CIP 数据核字第 2025HV1974 号

大连理工大学出版社出版

地址：大连市软件园路 80 号　邮政编码：116023
营销中心：0411-84707410 84708842　邮购及零售：0411-84706041
E-mail：dutp@dutp.cn　URL：https://www.dutp.cn

辽宁星海彩色印刷有限公司印刷　　大连理工大学出版社发行

幅面尺寸：168mm×235mm　　印张：5.75　　字数：86 千字
2025 年 6 月第 1 版　　2025 年 6 月第 1 次印刷

策划编辑：遆东敏　　　　　　责任编辑：郑心玥
责任校对：董　静　　　　　　封面设计：刘润孟

ISBN 978-7-5685-5736-8　　　　　　　定　价：48.00 元

本书如有印装质量问题，请与我社营销中心联系更换。

目 录

导言
瑜伽：我的抗压好拍档 ································· 1

我的瑜伽初体验
不要再找借口了 ····································· 6
从未练习过瑜伽 ····································· 9
拜日式 ·· 12

我的瑜伽 随时随地
瑜伽开启的元气早晨 ································ 14
人在旅途 心随禅定 ································· 18
身在工位 畅快放松 ································· 20
一日劳苦 家中尽消 ································· 24
沉思静心 酣然入睡 ································· 27
闲适假期 瑜伽相伴 ································· 31
骆驼式序列 ·· 33

瑜伽茶歇
瑜伽的智慧 ·· 37
瑜伽与阿育吠陀 ···································· 40

体式名称的含义 ·· 43

我的禅意瑜伽

振奋精神 ··· 46
平息怒火 ··· 49
充满能量 ··· 52
专注集中 ··· 56
缓解腹痛 ··· 59
消除疲劳 ··· 62
塑造身材 ··· 65
有助戒烟 ··· 68

我的"盘中瑜伽"

早餐和点心 ··· 71
我的夏季沙拉 ·· 74
我的冬季舒缓食谱 ··· 77

终身瑜伽

瑜伽是一种生活方式 ··· 80
曼陀罗:我的励志诵词 ·· 83
我的瑜伽日志 ··· 85

导 言

瑜伽：我的抗压好拍档

瑜伽是一个源于古印度文化的术语，有"连接""结合"之意，它主要关注人的整体存在，包括身体、情感和灵性。通过练习瑜伽，练习者可以达到一种大脑活动，身体、心理与灵魂和谐统一的状态。

① 练习瑜伽的好处：是或否？

选出你的答案。你认为练习瑜伽能够：

- 使身体更为柔韧　　　　　　是　否
- 使身材更为曼妙　　　　　　是　否
- 使身心更为平静　　　　　　是　否
- 使人更有创意　　　　　　　是　否
- 使人重获自信　　　　　　　是　否

➡ 一切皆有可能……但需要时间！请牢记，练习瑜伽贵在持之以恒。所以，不要因为一次练习后看不到改变而失望，改变会潜移默化地慢慢到来。

玛蒂尔德和瑜伽

"我叫玛蒂尔德，2006年开始练习瑜伽。我有一位朋友，她非常喜欢运动，性格也很开朗。在她的鼓励下，我陪她一起加入了位于巴黎市中心的一家小小的瑜伽工作室。那段时间，我情绪低落，意志消沉，几乎不做任何运动……瑜伽逐渐改变了我。经过10年的练习，即便我并没有成为禅宗大师，也没有成为能在海滩上展示瑜伽体式的超级模特，但我确实掌握了很多实用的瑜伽技巧，它们能帮助我更好地应对日常生活中的种种挑战。"

② 想要练习瑜伽！当然可以，但目的何在？

- 我想参加一些体育活动，但我的运动能力不足以支持我跑步或游泳。　　是　否
- 我确实需要放松一下。　　是　否
- 我需要在工作时变得更加专注。　　是　否
- 我想要减肥，再也受不了这松松垮垮的身材了。　　是　否
- 我想与精神层面的世界重新建立联系。　　是　否
- 听说练习瑜伽有很多好处，我想看看我能从中得到什么。　　是　否
- 我有一条紧身裤，在生日这天又正好收到了一个瑜伽垫。　　是　否

➡ 其他原因：_____
_____

③ 练习瑜伽需要什么？

➡ **合适的着装**

买一套合适的瑜伽服，这样才能燃起练习的欲望！你觉得你的瑜伽服会是什么样子（颜色、材质等）？请尽情发挥想象力，给右侧的图片添上色彩和花纹。

- **一件紧身T恤**（至少在你俯身向下时，它不会倒掀开来！）

- **紧身裤或宽松长裤**（小腿处应有收紧的设计）

- **不需要穿鞋**！鞋子会让你在瑜伽垫上打滑……

➡ 只有在非常平静或冥想时才穿袜子，以保持足部温暖。

➡ **我的瑜伽袋里有什么？**

- **一个瑜伽垫**。瑜伽垫越厚，膝盖就越舒适。为了防止打滑，你还可以购买海绵巾或真正的"瑜伽巾"。相反，瑜伽垫越轻薄，携带起来就越方便。功能性与便携性似乎很难兼而有之。

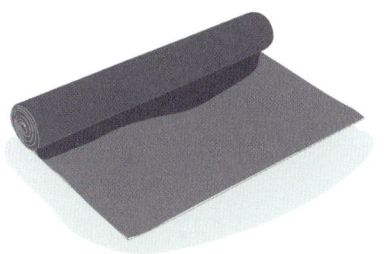

瑜伽垫清洁喷雾：将水和茶树精油或醋混合，在瑜伽垫上喷几下，并定期用水管或淋浴喷头冲洗。

注意：为了保护瑜伽垫并延长其使用寿命，不建议把它放进洗衣机。

- **一个眼罩**。可以盖在眼睛上放松。这是给自己的幸福奖励！你可以自己动手制作：选择一块漂亮的长方形布料，在里面填满樱桃核、棉絮或其他你喜欢的材料，并用精油调香，最后缝合边缘，完工！

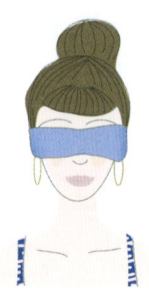

• 大多数工作室都会为学员准备好练习所需的泡沫砖（又称"瑜伽砖"）、瑜伽带和某些练习所需的毯子。

➡ 在家中构建专属的瑜伽空间

• **一个长枕**（或是一个有足量填充物的大靠垫）。
• **一个冥想坐垫**。
• 用以营造宁静氛围的**香氛蜡烛**。

当然，这些都不是在家练习的必要条件。你只需拥有一个瑜伽垫，当你铺开它时，它就会成为你专属的"神圣空间"！

④ 合适的瑜伽

➡ 常见的瑜伽类型

以下是目前常见的瑜伽，看看哪一种瑜伽更适合你？

☐ 哈他瑜伽：通过体位练习、呼吸控制和冥想等方法，达到身心的和谐与平衡。

☐ 阿斯汤加瑜伽：比较侧重力量、柔韧性、耐力的培养锻炼。

☐ 双人飞行瑜伽：两个人一起练习的瑜伽。

☐ 阿南达瑜伽：较为温和的瑜伽。

☐ 高温瑜伽：在高温环境下进行的瑜伽练习，它由26种伸展动作组成。

☐ 核心瑜伽®（Core Yoga®）：专注锻炼身体核心肌群的瑜伽（已注册

商标）。

- ☐ 流瑜伽：在练习的过程中以行如流水般流畅的动作组合来强健身体。
- ☐ 艾扬格瑜伽（名字源自其创始人）：强调体式精准和细节的瑜伽。
- ☐ 昆达里尼瑜伽：唤醒体内沉睡能量的瑜伽。
- ☐ 瑜伽休息术：通过完全集中意识，来实现身体和精神放松。
- ☐ 力量瑜伽：充满活力的瑜伽，对体力要求极高。
- ☐ 修复瑜伽：通过比较放松的体式练习来恢复急躁、忧郁的身心，非常适合释放压力。
- ☐ 悉瓦南达瑜伽：通过呼吸、体式、冥想等方式清洁思想，达到身心的和谐与统一。
- ☐ 唯尼瑜伽®（Viniyoga®）：注重体式的安排和锻炼的过程（已注册商标）。
- ☐ 能量流瑜伽：强调能量在身体中的流动，通过呼吸与体式的配合，使能量在体内循环。

小贴士：多尝试不同的工作室、课程和老师。关键是要让自己身体感觉良好。

➡ 怎样才算好的瑜伽工作室？

首先，这个地方一定能让你有意愿持续前往。那里会有专业的老师，他们不仅值得信任，还能引导、鼓励并帮助你进步。其次，它应该离你的家或工作地点不远，这样你才能一直保持前往练习的动力。

我的瑜伽初体验

不要再找借口了

因为批判性思维的影响,你可能很难全身心地投入到瑜伽练习中:对你来说,这项活动或许显得"太过自由、松弛"了……当玛蒂尔德开始练习瑜伽时,她也花了好几个月的时间才和周围的人谈起瑜伽!也许现在是时候与你的意愿和解,打破你对瑜伽的偏见了。

不想练习瑜伽的理由是什么?

☐ 不够年轻!瑜伽适合各个年龄段的人练习,但不同年龄的人有不同的练法。

☐ 不够舒服!如果有"沙发版"的瑜伽,你一定会成为冠军。

☐ 怕坚持不了!意志力不坚定,缺乏很好的规划。

☐ 没时间!日程表已经排得满满当当了。

☐ 没钱!但这似乎并不妨碍你在最后一刻决定出国度假;周末天气一好就在露台上消磨时光;或者看到橱窗里的漂亮衣服就走不动道……

☐ 不够放松!因为一场练习没有"达到预期"而内心沮丧,甚至影响心情。

好消息：如果你有了这本手册，这就意味着那些糟糕的借口正在烟消云散。是的，这一次你将真正做到全身心投入！

逃避的终极借口：我的身体像木板一样僵硬！

很多宝宝可以轻而易举地把大脚趾放进嘴里……那么你与生俱来的柔韧性去哪儿了呢？在练习瑜伽的过程中，恢复柔韧性需要时间！下面为你介绍一些有助于提升柔韧性的练习。

辅具：1个瑜伽垫+1条瑜伽带

① 仰卧手抓脚趾伸展式

➡ 放松腿部后侧的肌肉。

仰卧，双腿伸直，双臂放松并放在身体两侧。保持左腿不动，将右腿伸向天空。如果右腿发抖或无法轻松伸直，可以将瑜伽带绕过右脚脚底。如果感觉舒适，可以同时伸直左腿，回勾脚趾。保持这个姿势并均匀呼吸，然后换腿练习。

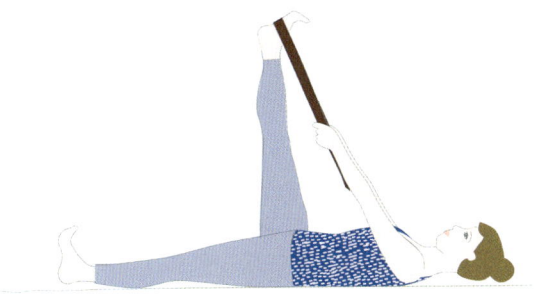

（可用瑜伽带辅助练习）

② 蝴蝶式

➡ 放松和打开臀部。

以坐姿开始,背部挺直。双腿屈膝,脚掌相对,双脚的脚跟靠近身体,形成一个菱形的姿势。中指和食指环绕大脚趾,脚底保持相对,就像翻开的书本一样。在固定该体式之前,轻轻将膝盖向地面靠近,以稳定身体,然后调整呼吸,进入体式。

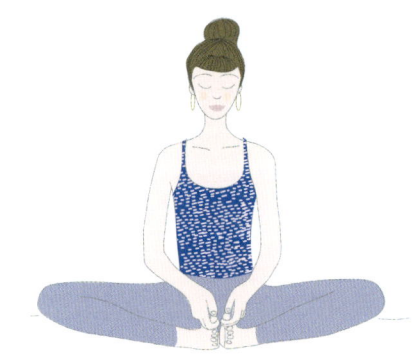

③ 小狗伸展式

➡ 放松肩膀、上背部和脊柱。

开始练习这个体式时,四肢着地(类似四脚桌子的姿势),保持双腿与骨盆不动(臀部在膝盖上方),双手向瑜伽垫前方移动,直到整个前臂放在瑜伽垫上。尝试将额头贴近瑜伽垫,如果你感觉勉强,可以在头下放一块瑜伽砖辅助练习。如果你感觉轻松,可以进一步把下巴,甚至上胸部,贴在瑜伽垫上。保持这个姿势并均匀呼吸,然后回到四肢着地的姿势。

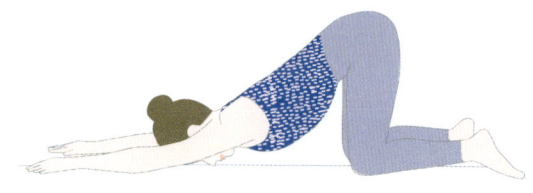

从未练习过瑜伽

阿斯汤加瑜伽的创始人曾说过瑜伽是 99% 的练习和 1% 的理论。在练习瑜伽的过程中,呼吸是关键要素之一,我们应该时刻关注呼吸的节奏。

练习 ① :呼吸

调整呼吸是让自己平心静气、专注当下的有效方法。当你的大脑飞速运转,脑海中的人和事如走马灯般闪过时,请闭上眼睛,通过深呼吸回到当下。

➡ 用鼻子吸气 4 秒,屏息 1 秒,然后仍用鼻子慢慢呼气 4 秒。重复上述动作,注意鼻腔中的气流、温度或湿度的变化,以及肋骨的起伏。然后将手放在腹部,感受腹部的起伏。

练习 ② :呼吸并运动

呼吸是第一步,第二步是将呼吸与运动相结合。请学会用呼吸带动身体的律动。

➡ 跪坐在瑜伽垫上，臀部坐在脚跟上。吸气时，脊柱向上延展，腰背挺直，双肩向后打开。

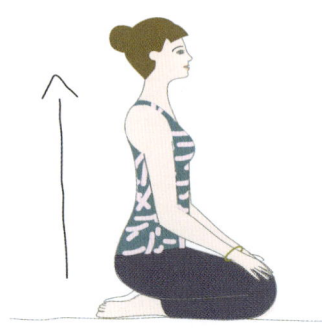

呼气时，下巴慢慢贴近胸部，双肩向前合拢，上背部略微收拢呈圆弧形。

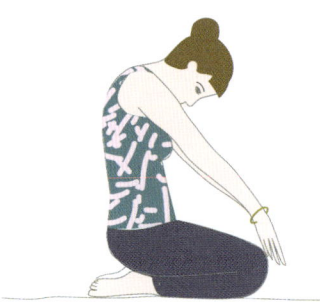

吸气时，双肩向后打开，抬起下巴；呼气时，双肩向前合拢并收腹。随着呼吸，逐渐扩大动作幅度，注意呼吸的节奏。重复几次后，将身体坐正，脊柱向上延展，观察呼吸。

练习 ③：呼吸、运动、感受

在练习瑜伽的过程中，我们要一边运动一边呼吸，感受身体和思绪的内在变化。

➡ 以跪姿开始，四肢撑地，手臂和大腿垂直于地面。吸气时，背部凹陷，抬起下巴（牛式）。呼气时，拱起背部，低头向下（猫式）。完成几轮动作之后，将臀部坐在脚跟上，躯干靠在大腿上，双臂向前伸展或放在身体两侧（婴儿式）。体会练习过程中内在的变化。

（为便于理解，请参阅第 16 页的附图）

磨炼心智

瑜伽，是伴随冥想的运动。当你练习时，会有意识地呼吸、运动和感受，真正专注于当下所做的事情。

你在日常活动中会有哪些状态？

走在路上时

☐ 你会观察、倾听周围发生的一切，留心周遭的细节。

☐ 你会戴着耳机或一直看着手机，行走只是为了到达目的地。

洗澡时

☐ 你会机械地完成清洁，洗得又快又干净！

☐ 这是幸福的时刻，你很享受洗澡带来的愉悦感觉。

看电影或看书时

☐ 你总是被外界的声音所干扰，手机也不离身。

☐ 你会沉浸其中，时间在不知不觉中流逝。

拜日式

> **练习该体式序列的好处**
> 它能拉伸和调理身体。你最好在早晨练习,跟随呼吸的节奏,开启精力充沛的一整天!

① 山式

以站姿开始,双脚紧贴地面,挺直后背,脊柱向上延展。双臂放在身体两侧,手掌朝前。背部保持自然挺直,骨盆略微向前。

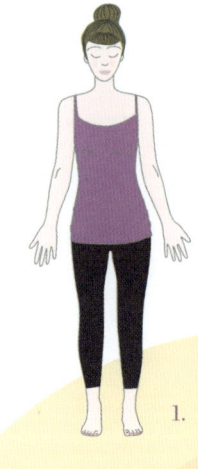

② 双臂朝向天空站立式

吸气时,双臂举向天空。掌心相对,手指并拢。

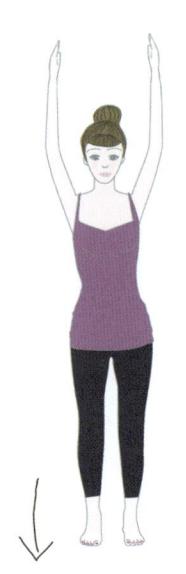

③ 站立前屈式

呼气时,双臂向两侧打开,身体前屈向下,腹部贴向大腿。坐骨向上挺起,脚掌紧贴地面。根据自己的柔韧性,膝盖可以弯曲,手可以放在小腿、脚踝、脚背或地面上。

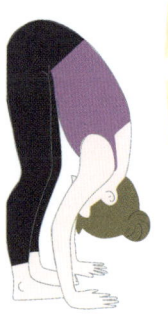

④ 站立前屈过渡式

吸气时,抬头提胸,将脊柱向前延展至颈背。呼气时,放松脊柱。

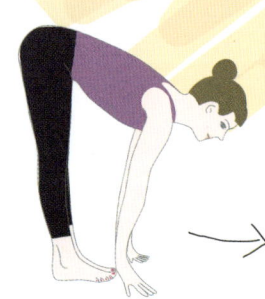

⑧ 祈祷式

吸气时,双手带动脊柱向上延展,回到双臂朝向天空站立式。呼气时,手掌轻轻合十,放到胸前,做祈祷式。专注呼吸,感受身体和内心的变化。

⑦ 下犬式

脚尖着地,臀部向上推高,进入下犬式。手臂向前伸展,双手平放在地面上,手指张开并指向前方。双腿伸直,脚跟触地。以这种姿势,保持5次呼吸循环。

⑥ 眼镜蛇式

俯卧,双腿并拢伸直,脚背贴地;双手放在胸部两侧,手肘内夹。吸气时,双手轻推地面,缓慢抬起上半身,脊柱向上延展,目视前方。呼气时,缓慢回落身体。

⑤ 斜板式

吸气时,向后迈一大步,摆出倾斜的平板姿势。双臂伸直,双手平放在地面上,颈部拉长,腹部收紧,脚跟向后用力。臀部不要下陷,也不要抬得太高。

我的瑜伽 随时随地

瑜伽开启的元气早晨

早晨是练习瑜伽并以平和的心态开启一天的好时机。即使日程安排很紧张,你也可以抽出5到10分钟的时间去练习瑜伽。

躺着,就能开始练习!

① 将双手**搓热**,然后轻轻敷在面部。

② 用鼻子做几次呼吸(见第9~10页),呼气时让气流从腹部出发,经由肋骨,再到喉咙。

③ 双手抱膝,膝盖弯曲压至胸前。颈部和头部抬起靠近膝盖,**颈部后侧伸直**。

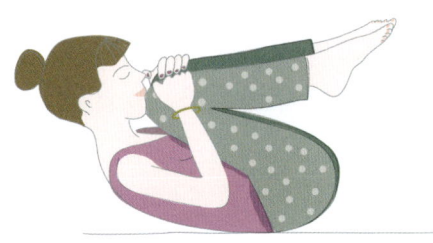

④ 双手抱住右膝盖，伸直左腿，平放在瑜伽垫上。左脚回勾脚趾，脚趾朝向天花板，肩膀放松。吸气时，抬起左腿，保持勾脚动作，呼气时，放下左腿。重复这个动作：吸气时抬腿，呼气时放下。

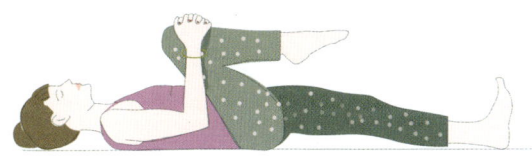

⑤ 左腿依然伸直，将弯曲的右腿朝左侧翻转，尽量将右膝盖放在瑜伽垫上。头转向相反的方向，做扭转动作。双臂打开，整个身体呈T字形。保持这个姿势，呼吸几次后，将右腿回正，换另一条腿重复这个动作。

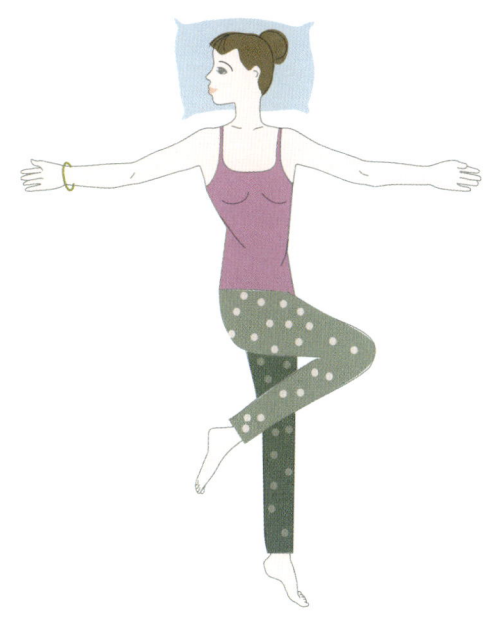

6 跪在瑜伽垫上，四肢撑地，手臂和大腿垂直于地面。吸气时，背部凹陷，抬起下巴（牛式）。呼气时，拱起背部，低头向下（猫式）。慢慢延展脊柱，然后摆出婴儿式：额头点地，躯干靠在大腿上，双臂向前伸展或放在身体两侧，臀部坐在脚跟上，保持均匀呼吸。

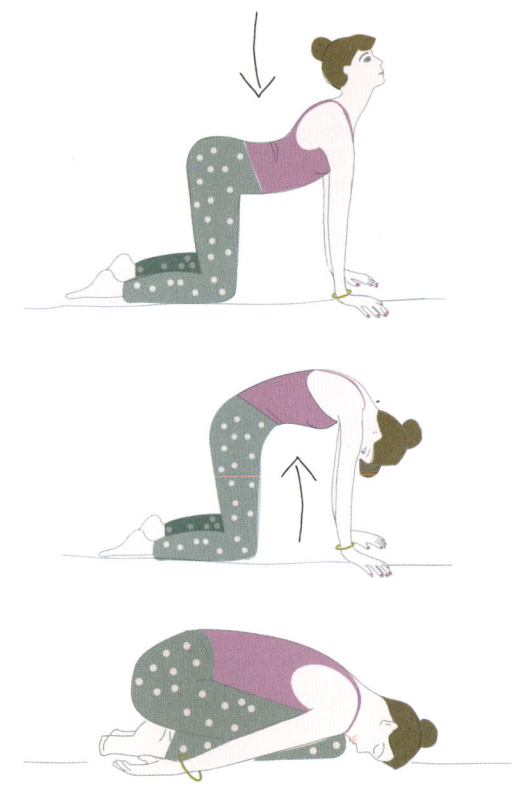

7 闭上眼睛，双手搓热。将这股热量投射到身体需要额外关注的部位：脸部、心脏、腹部、肩膀……

8 在这宁静的空间里，让瑜伽带来的积极意念指引你度过接下来的一天！如果你不知道如何产生积极意念，可以参考第83页的曼陀罗诵词。

▶ **更多练习**：拜日式（见第12~13页）是适合在晨间练习的绝佳呼吸调整体式。

在浴室里

可以使用瑜伽**鼻壶**来清洁鼻孔和鼻窦。使用这种小水壶时，头要歪着：让微咸的温水从一个**鼻孔**流入，再从另一个鼻孔流出。之后你的**呼吸会变得更顺畅**。提示：请在水槽上方使用瑜伽鼻壶。

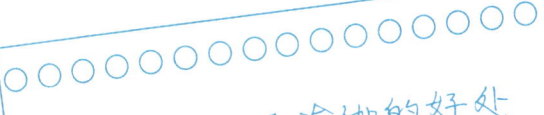

早餐前练习瑜伽的好处

☑ 温和地唤醒身体。

☑ 在喧嚣和忙碌的一天开始前审视自己。

☑ 改掉陋习（的确如此！这不仅有助于健康，还会对你当天的身体状况产生积极的影响！）。

人在旅途　心随禅定

如果你每天都乘坐公共交通工具,可能会觉得这是最不利于瑜伽练习的场所。但是,如果你必须在一个完美的环境中才能练习,比如在巴厘岛的海滩上,那你可能永远无法开始!在旅途中进行瑜伽放松,这会让你的行程变得更加美好。

① 我在路上会做些什么?

选出你的答案。

- 阅读
- 玩手机
- 听音乐
- 发呆
- 胡思乱想
- 与其他乘客怒目相视
- 一想到不能准时到达,就压力爆表

② 瑜伽让我于无形中放松

瑜伽其实就在你的身边,轻而易举就能做到!

我的禅意歌曲播放列表

这些曲目都是抗压神器（都能从音乐软件上下载）！

☐ Opening（歌手：Wah！）

☐ Watermark（歌手：不期而遇）

☐ Floating Sweetness（制作：DJ Drez）

☐ A feeling of being closer（匿名歌手）

☐ Hourglass（歌手：盖斯·史蒂文森）

☐ Immunity（歌手：琼·霍克）

1. 面部一直处于紧绷状态，是时候放松一下了！检查一下自己是否正皱着眉头，然后集中注意力，放松眉宇之间的肌肉。放松下颌，放松舌头，微微张开嘴巴。

2. 感受一下自己是否正耸着肩膀，是否觉得肩颈僵硬，请慢慢地放松。

3. 感受一下自己的体重分布。如果你站着，体重是否均匀地分布在双脚上。

身在工位 畅快放松

你的工作可能是成就感的来源,但也可能是让你感到厌烦的日常。无论如何,很少有人能完全不受工作中的压力困扰!身体会感受到这种压力,并产生局部的紧张。瑜伽通过一系列的体式和练习,帮助我们调整不正确的身体姿势,修正消极的思维习惯,从而缓解压力。

① 久坐

在工位上久坐,你的背部会感到疼痛,肩膀和颈部也会在不知不觉中感到酸痛。

1. 坐在椅子上,将肩膀耸起靠近耳朵,然后放松,重复几次。肩膀向前合拢,动作幅度要大;然后向后打开,动作幅度要小。

2. 抬头望向天花板,放松肩膀。右手绕过头放在左耳上,头部缓缓倒向右肩,左手伸直向下,下巴微微内扣,伸展颈部左侧肌肉。做完此动作,换边。

3. 双脚平放在地面上,稍稍分开,胸部靠近大腿,让双臂垂向地面,放松颈部后侧。慢慢直立起身,将手臂伸向天空,用力甩动双手,放松整个身体。

> ### 稍事休息
>
> 连续工作一个半小时后请至少休息一次。检查你的工作台高度和位置是否适合你的身高和活动范围,电脑放置的高度是否合适(不能太高也不能太低)。这样可以减轻颈部、肩膀和背部的负担。

② 久站

你是否经常站立,以至于几乎要落地生根了?由于长时间的站立或行走,你的双腿得不到充分的休息。要是你脚上穿的不是那双你每天下班后都迫不及待想要换上的舒适鞋子,那么你的背部和腿部肯定会承受很大的压力。

1. 站立时,要将体重均匀地分布在双脚上。注意不要过度弓背,骨盆保持中立。

2. 晚上回家后,你可以练习靠墙上伸腿式,这个瑜伽姿势可以促进腿部的血液流动,避免腿部肿胀、沉重。你可以将靠垫放在离墙几厘米的地方,躺在垫子上,屁股靠在墙上,将双腿伸直靠在墙上,双臂平放在地面上;然后闭上眼睛,吸气时鼓起腹部,呼气时收紧腹部,将注意力集中在让你感到紧张的地方,如腰部或腿后侧。

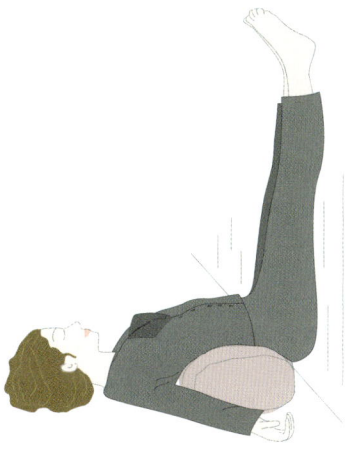

③ 整天在电子屏幕前

你的眼睛从早到晚盯着各种电子屏幕,如笔记本电脑、手机、平板电脑。试着通过**眼部瑜伽**,让眼睛得到锻炼,保持它们的健康!

1. 舒服地坐下,将注意力集中在鼻尖上,然后移开视线。这样重复做10次。

2. 头部保持不动,眼睛先往右边看,再往左边看,然后向上、向下看。眼球先顺时针转动,再逆时针转动。

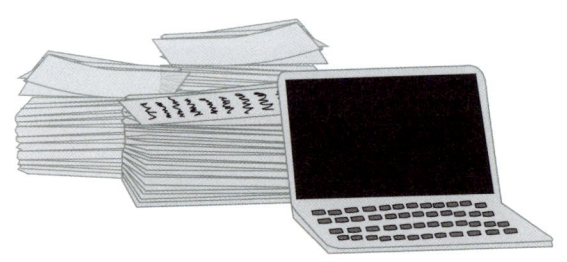

④ 我压力好大

你是否整天都在想如何好好表现,给老板、客户,甚至自己留下深刻的印象?你是否想通过加班来获得升职加薪?你的工作是否前途大好?……但同时,你是否给自己施加了过大的压力?你是否会担心,如果自己失败或不再被认可,会发生什么?你的心中满是对业绩和成功的渴望,你已经成了一个工作狂!

1. 把让你感到有压力的事情清楚地写在纸上,列出你的**焦虑清单**。这些是否是你脑海中反复出现的东西?是时候摆脱这种消极的漩涡了。这或许有些困难,但是当这些烦恼再次出现时,请告诉自己驱散这些念头,把注意力

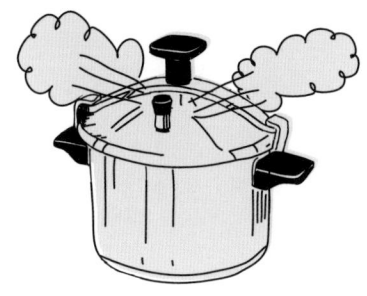

集中在与你对话的**瑜伽诵词**上!要做到这一点,请翻阅第 83~84 页!

2. 为了让自己忘记烦恼,请用双手蒙住眼睛,手肘分开,张开嘴,发出类似蜜蜂的"嗡嗡"声,在脑海中产生共鸣,去感受这种震动给大脑带来的放松。坚持这个动作 30 秒至 1 分钟,并均匀呼吸。

令人精神焕发的短时午睡

10 分钟的"能量"小睡对你的健康和压力管理有不可思议的好处!设置好闹钟,试过一次,你就会明白其中的妙处!如果躺下后仍然心神不宁,你可以试着做腹式呼吸,通过让腹部充气和放气的节奏来控制身体的节奏……瞧,你是不是已经睡着了?10 分钟后,你就能神清气爽,轻装上阵!

一日劳苦 家中尽消

为了从一天的身体和神经疲劳中解脱出来,你不妨给自己几分钟的放松时间,然后开启你的夜晚!

10 分钟的放松瑜伽!

① 山式

以站姿开始,双脚平稳地踩在地面上,身体的重量均匀分布在双脚上。目视前方,放松心情。

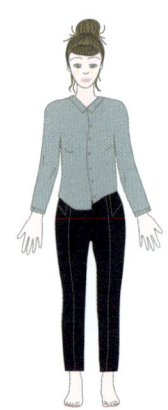

② 平衡式

踮起脚尖,不要屏住呼吸!以这种平衡的姿势均匀呼吸,这有助于集中注意力。

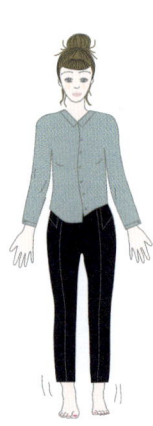

③ 新月式

右脚向后跨一大步，脚跟不要触地。弯曲左膝，双臂举向天空，这就是新月式。

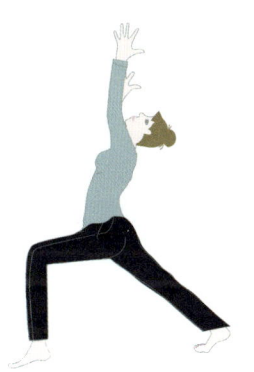

④ 新月式扭转

慢慢地将右手放在地面上，左臂抬起，躯干向左转。这个扭转的姿势有助于促进血液循环和按摩内脏器官。

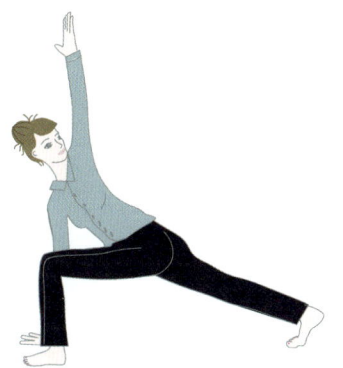

⑤ 布偶式

左手放在地面上，右脚归位，双脚分开站立，身体前屈向下，腹部尽量贴向大腿：这是站立前屈式（见第 12 页）。在这个姿势中，双手互抱手肘，膝盖稍微弯曲。最后，慢慢直立起身，回归山式站姿。

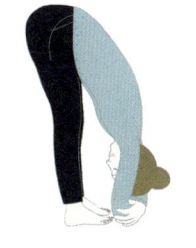

➡ 在开始下一个体式之前，请换边，重复练习第 2 到第 5 步的体式。

❻ 树式

接下来，我们来练习树式。山式站立，将重心放在右脚上，左脚掌靠在右大腿内侧，延展脊柱，均匀呼吸。待身体找到平衡后，将双臂举向天空。换另一侧重复练习这个体式。

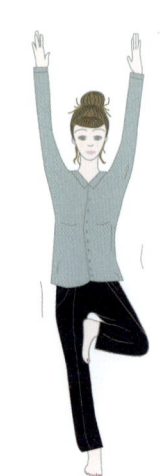

❼ 单腿站立脊柱扭转式

山式站立，双脚并拢，双腿伸直。弯曲右膝，抬起右脚，大腿与地面平行，左手轻抚右膝外侧，右手打开向后伸展。吸气时，脊柱向上延展，呼气时，脊柱向后扭转，保持均匀呼吸，头部转向右侧，眼睛看向右手指尖。换另一侧重复练习这个体式。

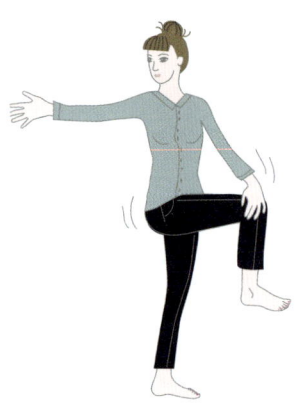

➡ 最终，回归山式，均匀呼吸，让积极的意念伴随你度过美好的夜晚。

沉思静心　酣然入睡

很多瑜伽课会建议你在清晨练习。但是，在晚上临睡前为自己安排一节小小的瑜伽课，这也不失为一个好主意。让自己放松、平静下来，把一天的疲惫抛到脑后，最重要（也是最奢侈）的是能睡一个好觉！下面介绍的经典体式具有修复功能，不需要肌肉发力，就能让身体得到舒缓和放松。

① **用靠垫辅助的桥式**

➡ 缓解背部不适。

你需要准备： 1个靠垫 + 1条毯子

仰卧，双腿弯曲，膝盖向上。将靠垫放在腰部下方，把卷起的毯子放在颈部下方。毯子既不能太厚，以免头部抬得过高，也不能太薄，要能贴合颈部的自然曲线。双臂放在身体两侧，掌心向上。保持这个姿势，进行腹式呼吸，持续3到5分钟。

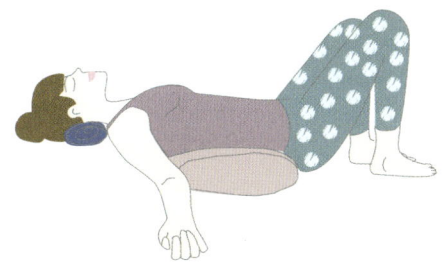

② 靠墙上伸腿式

➡ 安抚放松的姿势。

你需要准备： 1 个靠枕 + 1 条毯子（可选）

将靠枕放在离墙几厘米的地方，躺在垫子上，臀部靠在墙上。伸直双腿，向上抬起并靠在墙上，双臂平放在地面上，可以在脖子下垫一条卷起的毯子。保持这个姿势，进行腹式呼吸，持续 3 到 5 分钟。

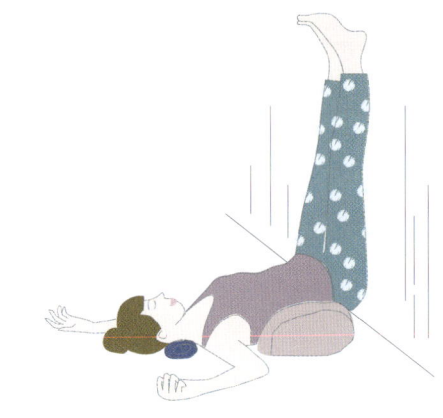

时常夜醒怎么办？

呼吸是重新入睡的好帮手。选择自我引导放松法，逐一关注身体的各个部位。从脚趾开始，对自己说："我在放松我的脚趾，我的脚趾现在放松了。"然后依次进行，直到整个身体都放松下来。

③ 仰卧蝴蝶式

通过打开胸腔和骨盆来放松身心。

你需要准备： 1个靠枕 + 2条毯子 + 1块瑜伽砖 + 1个眼罩

纵向摆放靠枕，使其位于背部下方。双腿弯曲，脚掌相对并向两侧打开，呈蝴蝶翅膀的形状。为了起到支撑作用，可以在膝盖下各放一条卷好的毯子。躺在靠枕上，将瑜伽砖放到头下方。戴上眼罩，双臂放在身体两侧。一般来说，这个姿势不会有任何的不适，但如有必要，也可以重新调整。保持这个姿势5到8分钟，然后唤醒身体，缓缓坐起。

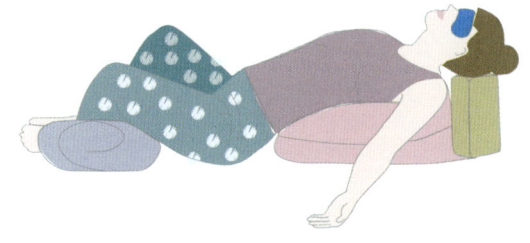

健康小贴士

购买一个闹钟放在床头柜上，不要使用手机。这样你就不会浪费宝贵的睡眠时间来看手机了。

我的感恩笔记本

在笔记本上写下你所感激的事情，这会让你获得更加积极的良好心态。因为感恩是幸福的源泉！幸福并不意味着拥有越来越多的物质财富，而是让你意识到自己所拥有的一切，即便那只是身体上的感受（比如身体里的暖流）。

你还可以下载具有"感恩笔记本"类似功能的应用程序，每天向你发送提醒！

一些范例：

- 与朋友的一次交谈
- 休息时，尝到的美味糖果
- 早晨出门前，给还在熟睡的爱人留下的温情言语
- 洗一个舒服的热水澡
- 咖啡的香气
- 拂面的轻风

闲适假期 瑜伽相伴

啊，多么美好的假期！无论你喜欢在泳池边享受日光浴，还是在静谧的山中充电，重要的是要充分利用每一项活动。你是来放松的，请时刻牢记这一点！

① 瑜伽无处不在

• 在户外练习瑜伽！无论你是在郊外、海边还是山中，在享受风景的同时，还能享受到在新鲜空气中练习瑜伽的乐趣！

• 假期里，你有更多的时间，可以利用这个机会复习一下在瑜伽课上还没来得及消化的体式。课内时间有限，你或许每次都只能匆匆忙忙地完成这些体式或动作序列。

• 来冥想吧！如果你因天气炎热而懒得动弹（甚至讨厌出汗），现在可以尝试冥想！

• 如果你什么都不想做，那就听从自己的心意！

• 一年到头，有太多的压力，有太多

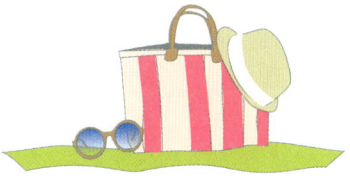

的待办事项……因此，只要自己觉得舒心，就不要制订任何计划，甚至不要"练习瑜伽"。

② 玛蒂尔德的瑜伽静修

我在假期里参加过一次瑜伽静修，队伍里的成员事先都互不相识。日程安排很简单：上午和傍晚上课，剩下的时间，我就在那里享受生活。我住在意大利山上的一栋老房子里，那里有游泳池和土耳其风格的浴室，院子里摆放着躺椅，做饭的食材基本来自菜园。这个假期充满了邂逅、反思和对瑜伽的探索，我第二年又去了。如果你也有意愿，那就去试试吧！

短期方案

不必等到长假才开始练习瑜伽，可以考虑制订短期的练习计划：参加迷你课程或短期的瑜伽工作坊。

骆驼式序列

> ## 该序列的优点
> 身体的伸展和放松可以帮助缓解紧张感和压力,使身心得到放松和舒缓。

① 英雄式

跪坐,双膝并拢,脚背贴地,臀部坐在双脚之间。为了让自己更加舒适,可以在臀部下放一到两块瑜伽砖。骨盆端正,延展脊柱,打开肩膀,双手放在大腿上。

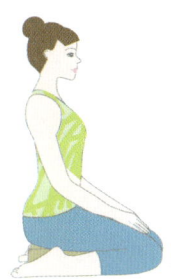

② 跪立英雄式

双膝着地,臀部抬起至膝盖上方,腹部收紧,双臂紧贴耳朵,伸展向上,双手紧绷,保持均匀呼吸。

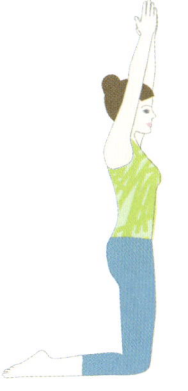

③ 跪立英雄式（侧弯）

右手放在右胯上，左臂伸向天空。吸气时，延展脊柱。呼气时，向右伸展左臂，尽量保持身体舒展。吸气时，身体回到中心位置。然后换边，左手放在左臀上，重复相同的动作。

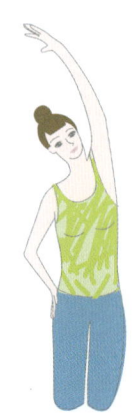

④ 婴儿式

臀部坐在脚跟上，身体贴近大腿，手臂向前伸直，额头点地，缓慢闭合双眼，保持呼吸。

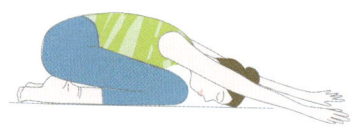

⑤ 半骆驼式（两侧拉伸）

臀部仍坐在脚跟上，挺直身体，目视前方。吸气时，放松头部，头后仰，髋部前送，身体慢慢向后仰。呼气时，右手放到右脚脚跟上，左臂向上伸展，尽量让大腿与地面垂直。自然呼吸，保持数秒，身体还原至跪姿。

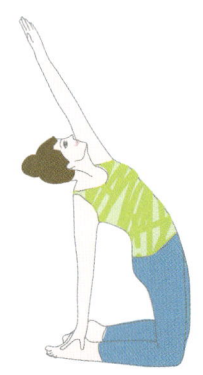

⑥ 四角板凳式

跪在瑜伽垫上,双手手掌落地。肩膀与手腕在一条直线上,双腿与地面垂直。

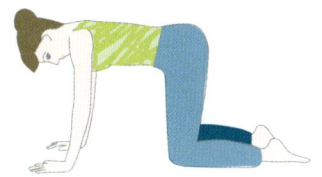

⑦ 下犬式

吸气时,收腹,膝盖离地,先保持膝盖弯曲,脚尖点地,臀部抬高;呼气时,收紧大腿,双腿伸直,脚后跟踩地。

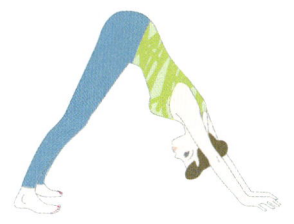

⑧ 站立前屈式

进入下犬式,弯曲双腿,将脚移向瑜伽垫上双手的方向,双腿站稳,双手触地或放在瑜伽砖上,颈部舒展。

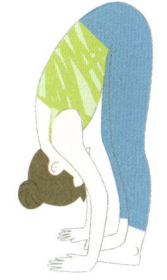

❾ 山式

长吸一口气,慢慢直立起身,回到山式站姿。双脚分开,脚尖朝前,脚跟着地。腹部收紧,双肩向后打开,手掌朝前,保持颈部、头部伸直。

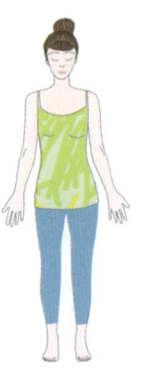

瑜伽茶歇

瑜伽的智慧

瑜伽与体操的区别在于瑜伽富含哲学思想。大约在公元前 300 年时，帕坦伽利（Patanjali）撰写了瑜伽的创始典籍《瑜伽经》。这部经典汇集了对知识、宇宙和心灵解脱的 196 种见解，构建起瑜伽背后深刻的思想体系。可以说瑜伽的所有智慧都源自于此。下面是对《瑜伽经》的一个简短摘要。

瑜伽，并不仅仅是体式练习！

1. 制戒（Yama）："外在"纪律，涉及与他人、社会和自身的关系。

2. 内制（Niyama）："内在"纪律，涉及个人修养和自我管理。

3. 体式（Āsana）：瑜伽体式，与身体发展有关的练习（人们往往误认为瑜伽就是体式）。

4. 调息法（Prāṇāyāma）：调节呼吸或生命的气息。

5. 制感（Pratyāhāra）：精神从感官和外部事物的奴役中抽离（闭上眼睛、堵住耳朵等）。制感有助于培养精神的敏感性和集中注意力，为冥想做好准备。

6. 专注（Dhāraṇā）：通过将注意力集中在某一点或某一对象上，如蜡烛的火焰，培养专注力和集中注意力。

7. 冥想（Dhyāna）：通过持续的专注，进入一种深度的冥想状态。

8. 入定（Samādhi）：最终的解脱状态，这是瑜伽修行的最终目标。

瑜伽修行者的准则

➡ 制戒：与他人和谐共存

1. Ahimsā：**非暴力**。你如何避免身体或言语上的暴力？你是否会克制自己，不妄加评论和散布谣言？

2. Satya：**求真**。撒个小谎迁就一下别人，这无伤大雅，但你如何看待真实？你总是倾向于美化事实吗？

3. Asteya：**不偷盗**。偷盗的对象，既指有形资产，也指无形资产（精力、时间等）。例如，你是否占用了别人太多的时间？

4. Brahmacharya：**节制欲望**（对有些人来说，这甚至意味着禁欲）。你的精力都花费在了何处？

5. Aparigraha：**不贪婪**。你是否能够爽快地扔掉家中的某些杂物？你是否觉得没能拥有足够的时间、金钱或爱情？

➡ **内制：与自己和谐共处**

1. **Śaucha：纯净**。或者说你如何通过干净整洁的生活方式来保持健康。你是否生活在一个干净、整洁、通风的地方？

2. **Santoṣa：满足**。或者说你如何欣赏已经拥有的一切。你是否能平静地对待人生道路上的一切，面对你已经或未曾拥有的一切？

3. **Tapas：克己**。你是否在做每一件事时都会付出努力？你的动力是什么？

4. **Svādhyāya：自我学习**。你是否会花时间进行自省？你的思想和行为模式是什么？你了解它们吗？

瑜伽与阿育吠陀

阿育吠陀是一种与瑜伽相关的古老医学体系。根据阿育吠陀的观点，世界由五种元素组成：空间、水、气、火和土。这五种元素，不仅构成了宇宙万物，也构成了人体的每一个细胞和组织。

① 关键就是平衡

那些喜欢窝在沙发里，享受意大利肉酱面的人，往往身上有着较为沉重的土元素特质。这种生活方式虽然惬意，但如果习以为常，就可能让人变得懒惰。要让这样的人变得活跃起来，就需要引入火元素和气元素，为他们的生活注入更多的活力和热情。偶尔在沙发上享受美食确实是一种放松身心的好方式，有时甚至是非常推荐的。但关键在于不要让这种行为成为每天晚上的固定模式，尤其是当懒惰开始显现的时候。休息是必要的，但过度的懒惰则不利于身心健康。因此，我们需要找到一种平衡，而这正是阿育吠陀的核心智慧所在。相反，那些天性好奇、热爱旅行和外出的人，虽然充满活力和热情，但也需要适时地休息片刻，让自己得以平静和安定。

② 我的体质（Dosha）是什么？

要真正了解并照顾好自己，首先需要明确自己的体质（Dosha），这是维持身心平衡、实现内在和谐的关键一步。通常情况下，某种元素会在个人体质中占据主导地位，但与此同时，其他元素也并非孤立存在，而是与之相互依存、相互影响。在此，需要特别强调的是，不同的体质类型并无优劣之分，每一种都有其独特之处。

➡ 瓦塔（Vata）（空间 + 气）：运动

瓦塔体质的人体形较小，他们像空气一样轻盈。他们的皮肤往往偏干燥，头发细软，且容易感到饥饿。

+ 内在平衡的情况下，瓦塔体质的人能发挥创造力，寻求新的体验，他们非常敏感。

− 内在失衡的情况下，他们会变得恐慌、优柔寡断和紧张。

➡ 为了重建自身平衡，这种体质的人需要培养均衡的作息习惯，做到每天有规律地生活。

➡ 皮塔（Pitta）（火 + 水）：转变

皮塔体质的人体形中等，头发细软。

+ 内在平衡的情况下，他们的智慧、计划能力和组织能力就会大放异彩。

− 内在失衡的情况下，他们就容易发怒、变得傲慢、有好斗倾向。此外，他们还容易失眠、多汗和脱水。

➡ 为了重建自身平衡,这种体质的人需要通过平静来缓和其过度活跃的倾向。

➡ **卡法(kapha)(土+水):稳定**

卡法体质的人容易发胖,头发浓密,脸部皮肤容易出油。

+ 内在平衡的情况下,他们会是负责、慷慨和冷静的人。

− 内在失衡的情况下,他们就会变得贪吃、固执和抑郁。

➡ 为了重建自身平衡,这种体质的人需要让自己活跃起来,以去除其固有的沉重感。

精油按摩

每种体质都有自己喜欢的精油:芝麻油或杏仁油(瓦塔体质和卡法体质);椰子油或橄榄油(皮塔体质)。选择适合你体质的精油,手掌揉搓使其变得温热。在关节处打圈按摩,然后在四肢和胸部大范围按摩。你还可以将精油涂抹在头皮上,静置几分钟后再洗澡,只需用热水冲淋,无须使用任何沐浴产品。

体式名称的含义

当你听到瑜伽老师说："下一个体式，我们做轮式（Ūrdhva Dhanurāsana）。"而你却不知道该伸手还是伸脚，也不知道该开始呼气还是吸气……下面是一些瑜伽体式的迷你指南，其实它们并不复杂！

要素

珊德拉（Chandra）：月亮
塔达（Tāḍa）：山
特里科纳（Trikoṇa）：三角形
苏里亚（Sūrya）：太阳
乌特卡特（Utkaṭa）：椅子

身体部位

安古斯特拉（Anguṣṭha）：大脚趾
哈斯塔（Hasta）：手
亚努（Jānu）：膝盖
慕德拉（Mudrā）：手的姿势，通常具有象征意义
穆卡哈（Mukha）：脸
帕达（Pāda）：脚

人物

拉贾（Rāja）：国王
萨瓦（Śava）：尸体
维拉（Vīra）：英雄
维尔哈巴德拉（Vīrabhadra）：战士

动作

阿朵（Adho）：向下
萨朗巴（Sālamba）：支撑
苏帕塔（Supta）：躺下
乌帕维斯塔（Upaviṣṭha）：坐下
乌塔那（Uttāna）：极度伸展
乌第希塔（Utthita）：伸展

动物

布伽（Bhujaṅga）：眼镜蛇
卡波塔（Kapota）：鸽子
马特斯亚（Matsya）：鱼
撒拉巴（Śalabha）：蝗虫
施殊（Śiśu）：婴儿
斯瓦那（Śvāna）：犬
乌斯特拉（Uṣṭra）：骆驼

双语测验

你能认出这些瑜伽体式的名称吗?

将每个梵文单词与它的中文名称对上号!

- Utkaṭāsana • • 半月式
- Sūryāsana • • 下犬式
- Śavāsana • • 山式
- Tāḍāsana • • 太阳式
- Ardha chandrāsana • • 骆驼式
- Pādahastāsana • • 幻椅式
- Adho mukha svānāsana • • 站立体前屈式
- Uṣṭrāsana • • 摊尸式

注意!

大多数体式名称都以 –āsana 结尾,意为"体式"。

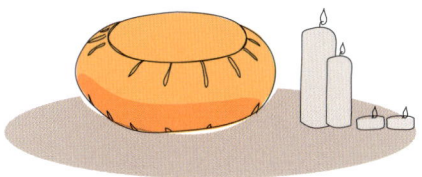

测验答案

- Utkaṭāsana: 幻椅式; Sūryāsana: 太阳式; Śavāsana: 摊尸式;
- Tāḍāsana: 山式; Ardha chandrāsana: 半月式;
- Pādahastāsana: 站立体前屈式; Adho mukha svānāsana: 下犬式;
- Uṣṭrāsana: 骆驼式.

我的禅意瑜伽

振奋精神

当遭遇重大悲剧，或经历深切的哀伤与失落，甚至在面对阴霾时，人们常常会陷入一种深深的无力感，觉得生活失去了往日的色彩。即便是那些看似普通的心理低谷，也足以让人感到步履维艰，难以轻易跨越。在这样的时刻，瑜伽宛如一盏温柔的明灯，照亮内心的幽暗角落。它能帮助你温柔地拥抱自己的情绪，无论是悲伤、愤怒，还是沮丧，让这些情绪不再是被压抑的负担，而是被理解和接纳的存在。以下这些温和的瑜伽练习，旨在为你注入温暖的力量，帮助你打开心扉，让心灵得以舒缓与释放。

① 坐立体前屈

➡ 帮助你关注自己，感受内心，并接纳自己的情绪。

你需要准备：1条毯子（可选）

这是一个有助于内省的姿势，让你专注于自己内在的感受，仿佛置身在茧中。这个体式能让背部的肌肉得到充分的伸展，达到舒筋活络的效果。

1. 以坐姿开始，双腿伸直并拢，双手放在身体两侧。保持脊柱挺直，肩膀放松，面部自然向前。如果身体容易向后倾倒，可以坐在折叠的毯子上，这有助于保持身体的稳定。

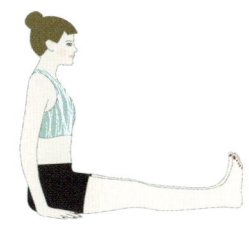

2. 将双臂向上伸展，掌心相对，感受脊柱的伸展。从髋部开始向前弯曲，尽量保持脊柱的伸展，避免弯腰驼背。

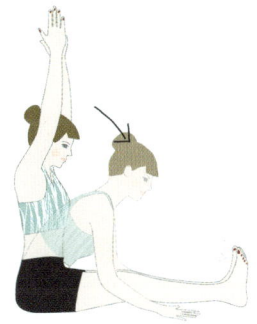

3. 保持背部平直，不要弓背或塌腰，尽量将胸部靠近大腿。将注意力集中在脊柱的伸展和腿部的拉伸上，感受身体的拉伸和放松。保持呼吸平稳，每次呼气时，尝试将上半身进一步向前伸展。

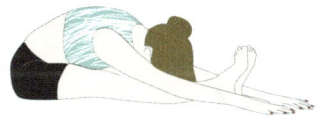

② 臀桥

➡ 帮助你恢复平静。

你需要准备：1到2块瑜伽砖（可选）

与坐姿不同，在练习这个体式时，你的心是敞开的，可以允许自己卸下防备。如果完成动作有困难，可以使用瑜伽砖进行辅助。

1. 仰卧，双脚平放在地面上，膝盖弯曲，双脚与髋同宽。双臂放在身体两侧，掌心向下，保持身体放松。

2. 吸气，准备动作。呼气，用脚跟和臀部的力量将臀部抬起。保持臀部收紧，避免腰部过度拱起或塌陷。

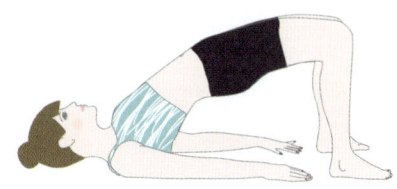

3. 如果是瑜伽初学者，可以把瑜伽砖放在臀部下方（根据自己的情况调整瑜伽砖的高度）。瑜伽砖可以帮助抬起臀部，弥补腿部力量的不足，同时也能加强下背部力量，缓解腰部酸痛。

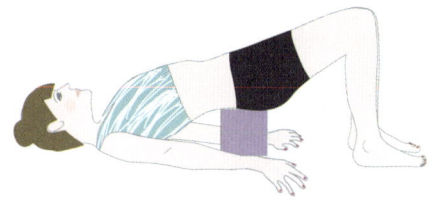

4. 保持呼吸平稳，每次吸气时感受臀部和核心肌群的收紧。最后，缓慢地将臀部放回地面，回到步骤 1。

请牢记

在练习这些体式的过程中，千万不要勉强自己（尤其是前屈体式）！如果其中一个体式让你感到不舒服，这可能是身体在提醒你已经达到了自身的极限。这时，可以适当调整动作的难度和幅度。

平息怒火

通过练习瑜伽，你将逐渐学会倾听内心的声音，敏锐地捕捉那些细微的情绪波动，无论是喜悦、惊奇、恐惧、厌恶，还是愤怒等。瑜伽不仅是一种身体的锻炼，更是一种心灵的修行，它能帮助你平复那些让你感到困惑和不知所措的情绪。为了帮助你重拾内心的宁静与和谐，我们精心准备了一系列练习。这些练习将引导你深入探索自我，释放内心的负担，让你在繁忙的生活中找到一片宁静的天地。

什么触发了你的愤怒？

☐ 一句不合时宜的话
☐ 上司或是同事
☐ 一个特别的手势
☐ 不耐烦
☐ 其他_____
_____
_____

在这种情况下，你希望改变什么？

☐ 别人
☐ 自己的反应

你的愤怒会对这种情况造成哪些影响？

_____
_____
_____

> ## 我很愤怒
>
> 你是否容易被愤怒的情绪所困扰？当愤怒如潮水般汹涌袭来时，切勿急于做出评判或反应。试着以一种柔和且平静的心态去审视自己的内心。就像压力并非全然有害一样，愤怒也并非纯粹的负面情绪。当你目睹或亲身经历不公正的事情时，感到愤怒是再正常不过的反应，这种愤怒甚至可以成为推动你采取积极行动、纠正不公的力量源泉。

➡ 狮子式呼吸法

这种呼吸练习可以**缓解紧张**。

1. 你可以选择跪姿、盘腿坐姿或坐在椅子上。将双手放在膝盖上或大腿上，手指张开，模仿狮子的爪子。

2. 深吸一口气，通过鼻子吸气，感受腹部的扩张。

3. 张大嘴巴，伸出舌头，舌尖尽量向下巴方向伸展。用力呼气，发出"哈"的声音。保持这个姿势直到呼气完成。

➡ 猫式平衡

这个姿势可以让你**舒展身体**。通过对体式平衡的控制，你会重新集中注意力。

1. 双手来到肩部下方，与肩同宽，双膝跪地，与髋同宽。保持脊柱中立，眼睛看向地面。

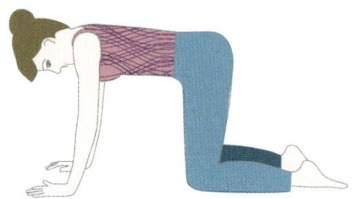

2. 吸气,抬左脚向后蹬直至与地面平行,同时向前抬起右手臂与肩同高,右臂向前伸展,指尖朝前。膝盖绷直,臀部收紧,脚跟向后蹬,脚尖朝下,腹部收紧。

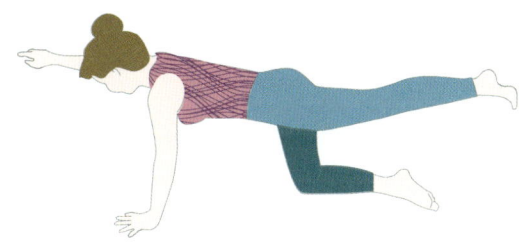

3. 呼气时,收回右臂和左腿,把它们放在胸下方,使右肘部和左膝盖相接触。

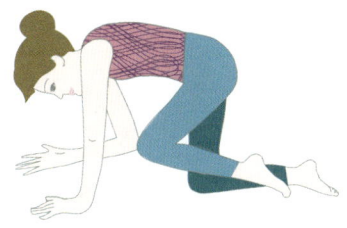

4. 重复步骤2和3,换右腿和左臂重复上述动作。最后,回到起始的步骤1。

大笑瑜伽

欢笑是一剂良药!通过练习大笑瑜伽,可以将愤怒转化为好心情!

充满能量

如果你总是充满活力,能够为了工作熬夜加班,为了事业四处奔波,这种过度活跃可能是一种积极的生活态度。然而,它也可能是缺乏自信的表现,或许是因为害怕失败或担心做得不够好。如果你觉得"适度降低活跃度"有些困难,那么这节内容将通过一系列轻松的练习,帮助你找到内心的平衡,实现身心的和谐。

引导自己的能量!

下面的序列练习能充分激活你的能量。

① 幻椅式

以站姿开始,双脚并拢,双手放在身体两侧,肩膀放松,挺直脊柱。吸气,将双臂向上伸展,掌心相对,手臂伸直。呼气,慢慢弯曲膝盖,臀部向后坐,仿佛坐在一把椅子上。

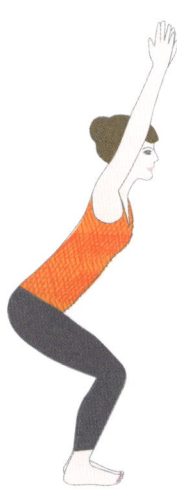

② 船式

以坐姿开始，双腿伸直，双脚并拢。双手放在身体两侧，掌心向下，保持脊柱挺直。吸气，将双臂向前伸展，与地面平行，掌心相对。呼气，慢慢抬起双腿，使身体形成一个"V"形。如果感觉困难，可以先将双腿弯曲，膝盖靠近胸部和腹部。保持平稳呼吸，每次吸气时感受脊柱的伸展。

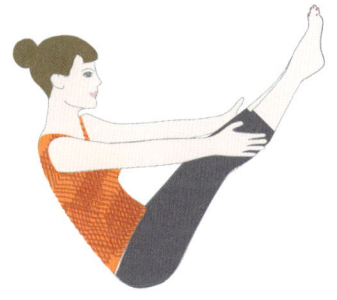

有助放缓日常生活节奏的小建议

- 在必要时寻求帮助。

- 敢于说"我不知道"或"我做不到"。

- 不要频繁地自我催促。

- 计划一个只属于自己的夜晚，洗个澡或看看书，不打电话，不看电视，不要在社交网络上发布任何信息。你心里只需记住一点：这个夜晚所做的一切都只是为了你自己。

③ 乌鸦式

以站姿开始，双脚并拢，双手放在身体两侧。弯曲膝盖，将双手放在地面上，双手与肩同宽，手指张开，掌心压实地面。吸气，将身体重心向前移动。呼气，慢慢将膝盖抬离地面，将膝盖放在大臂后侧，尽量靠近腋窝。

保持呼吸平稳，每次吸气时感受脊柱的伸展。最后，慢慢将双脚放回地面，恢复到起始姿势。

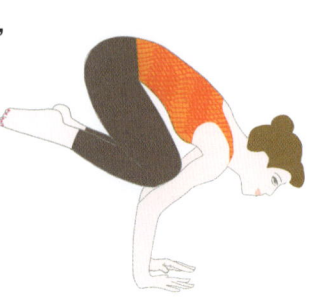

④ 布偶式

以站姿开始，双脚分开站立，身体前屈向下，腹部尽量贴向大腿。双手互抱手肘，低头放松，可以轻轻摆晃上半身，像个布偶一样，同时保持均匀呼吸。

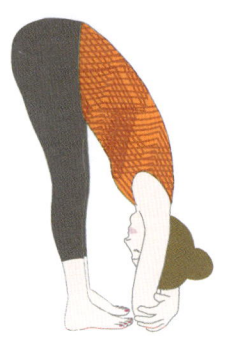

⑤ 山式

双肩放松下沉，脊柱向上延展，然后将双手合十放在胸前祈祷，均匀呼吸。

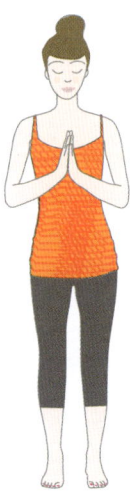

不要害怕

如果你在练习乌鸦式时觉得有困难,不要太紧张!记住:在瑜伽中,逐步摸索和体验的过程,远比完美地摆出一个姿势来得重要。如果你担心因失去平衡而摔倒,可以在前面放几个瑜伽垫。在这个体式中,保持专注的眼神和集中的注意力很重要,但与此同时,也要保持轻松愉悦的心情!

专注集中

生活中有诸多因素会分散我们的注意力：孩子、同事和朋友的种种事务常常让我们思绪纷飞，这些杂念使我们难以全身心地投入到手头的任务中。不仅如此，电子邮件的频繁提示、电话的不断响起，也像是无休止的干扰源，时刻打断我们的思绪。甚至有时候，仅仅是不想错过视频网站上某个超级可爱的猫咪视频，也会让我们心猿意马。专注似乎是一种难得的状态，然而，值得庆幸的是，保持专注的能力并非遥不可及，它是可以通过持续的练习和自我调节逐渐培养起来的。

① 冥想的好处

冥想是一门简单且不花费一分钱的练习！它能让你立足于当下，专注于此刻，并由此集中注意力。冥想有不同的类型，你可以根据自己的喜好选择适合自己的冥想方式！

- **语音冥想**：是一种通过诵念曼陀罗来进行的冥想练习。曼陀罗可以是一个词，也可以是一段较长的经文。这种冥想方式通过重复诵念曼陀罗，帮助练习者集中注意力，平静心灵。

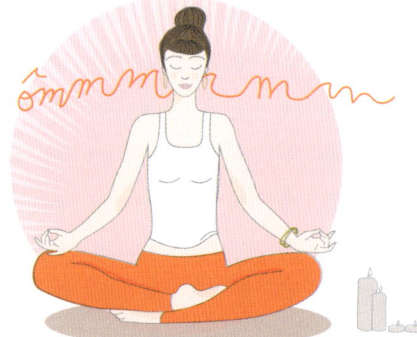

- **正念冥想**：是一种通过专注于当下的呼吸、情绪和想法来进行的冥想练习。这种冥想方式强调以一种平和、友善的态度去观察自己的内心体验，而不对这些体验进行评判或分析。

- **沉思冥想**：一种有助于自我发展和内心平静的练习。

② 专注于有意识的冥想

➡ 如何进行冥想？

坐在椅子上，保持背部挺直，双脚稳稳地踩在地面上。双手放在大腿上，放松肩膀和脸部。头向后仰，半睁或闭眼片刻。用鼻子呼吸，感受空气的进出，倾听自己的心跳节奏。就这样，你已经开始冥想了……这是个不错的开始！

> **一次只做一件事**
>
> 你可能会觉得冥想只能坐在瑜伽垫上进行，但其实坐在椅子上更简单，而且同样有效！随着时间的推移，你可以盘腿而坐。不过这个姿势可能会让你感到不舒服，比如后背可能会逐渐弯曲。留心注意这些不舒服的地方，并适当调整姿势，但要同时也要避免身体过度扭曲。

➡ 要冥想多久？

从 5 分钟开始吧。设置一个旋律柔和的闹钟，这样当闹钟响起时，你就不会被吓到。随后，你可以逐渐增加时间，比如 10 分钟、15 分钟，甚至更长。冥想的好处在于定期练习：每天进行 5 分钟的冥想，比偶尔进行长时间的冥想效果更好。

③ 不应该做什么（或不该想什么）？

- "我必须屏蔽那些不断涌现的念头，在绝对平静的状态下冥想。"当你冥想时，总会有一些来自外界的想法、情绪和噪声袭来。不要执着于它们，任凭它们穿过你的身体。做到这一点并不容易，你需要一次又一次地努力。

- "无论如何，我都要保持原地不动。"冥想确实需要一定的稳定性，要避免坐立不安。但是，如果你感觉到不适，请调整姿势，然后重新回到静止状态。冥想不仅是对思想的审视，也是对身体的觉察。

- "尽管我练习过，但我真的对冥想很不在行。"你不可能在短时间内就像瑜伽大师那样进行冥想。遇到困难时，最重要的是不要气馁，也不要对自己做出负面的评价。相反，你应该观察自己的内心世界，并欣然接受各种感觉。例如，与其想"我很无聊，我受够了"，不如对自己说"我能注意到自己感到无聊，时间似乎过得很慢"。

玛蒂尔德在冥想时保持注意力集中的秘诀

☑ 倾听自己的呼吸，感受空气在胸腔中流动。

☑ 感受身体与大地的连接，以及那些需要放松的部位，如脸部、下颌、肩膀等。

☑ 聆听外界的声音，让自己回到当下。

缓解腹痛

唉,腹部又疼了……腹部被称为"第二大脑",因为它有时好像真的掌管着我们的情绪!

① 早晨

➡ 火的扩张(Agni Sara):腹部按摩

这个姿势是清洁和净化练习的一部分,就像使用净水器一样。请空腹练习,淋浴时也可以进行!

1. 以站姿开始,双手放在大腿或臀部上,膝盖微弯,上半身前倾。

2. 用鼻子慢慢吸气,然后长长地呼气,将胃部和下腹部向内凹陷,就像腹内有一股吸力。将腹部松开一半,让它像波浪一样"翻滚",以这种姿势尝试按摩腹腔。

3. 腹部"翻滚"几次后,然后放松,恢复正常呼吸,让腹部恢复自然状态。

② 白天

➡ 用腹式呼吸来放松

这个练习几乎能在**一分钟内帮你减压**！无论是在长长的队伍中,还是在距离重要会议仅有几分钟的时候,或者是在即将第一次见到配偶父母之前,你都可以随时随地练习。

1. 收腹(解开腰带或裤子上的扣子也无妨),并放松面部。用鼻子吸气,让空气填满胸腔,然后是腹腔,使腹部鼓胀。

2. 用鼻子慢慢呼气,收缩腹部,排空肺部的空气。重复几轮这样的腹式呼吸。

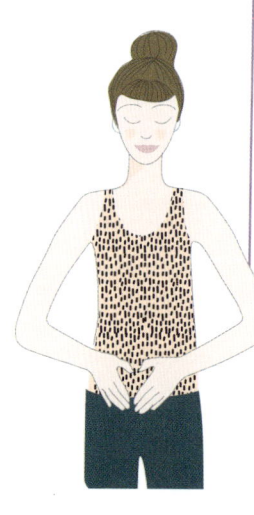

缓解焦虑

当你担心某件事情时,问问自己:"可能发生的最坏情况是什么?"

回答完这个问题后,继续问自己:"接下来会发生什么?""之后又会怎样?"这样做,焦虑可能不会消失,但会得到一定程度的缓解。

③ 晚上

➡ Halāsana：犁式

这是一个让人**放松**的体式！虽然看上去可能有些奇怪，但练习这种倒立姿势，你会感觉很舒服。你还可以将它与助眠的体式结合起来（见第27~29 页）。注意：如果有颈椎问题，请不要练习这个体式。

1. 仰卧，双腿并拢，双臂放在身体两侧。吸气时，双腿朝天抬起。呼气时，将双脚放在头后，脚尖尽可能触碰到地面。放松颈部，如有必要，可将手肘弯曲并用手支撑后背。调整姿势，使自己尽可能感觉舒适，用鼻子均匀呼吸。

2. 想要还原这个体式，慢慢将双腿放回地面，回到仰卧姿势，静静地躺一会儿。

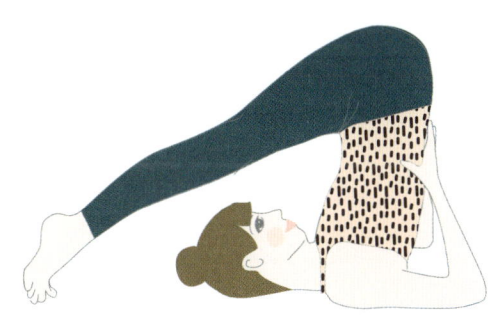

消除疲劳

疲劳是压力的一部分,它可能会导致烦躁、缺乏动力或是注意力不集中,甚至严重影响睡眠……在这种情况下,瑜伽可能会帮上忙,因为它能让你精力充沛!

下面的瑜伽动作可以帮助你消除与疲倦相关的强烈"瘫软感"(在瑜伽经中,这种状态被称为"惰性"tamas),唤醒你的精神,让你充满活力。

① 生命力手印

生命力手印是由手指完成的手势动作,具体做法是:食指和中指朝天,将拇指、无名指和小指指尖放在一起。接下来的所有体式请伴随**生命力手印**一起完成。

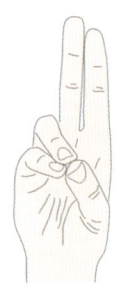

② 山式

以站姿开始,双脚站稳,延展脊柱。目视前方,目光坚定而柔和,双臂自然放在身体两侧。

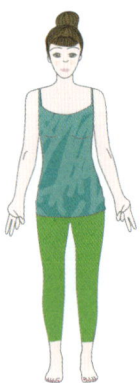

③ 战士二式

左脚向后迈出一大步。右膝盖弯曲，大腿与小腿垂直。左脚侧向摆放，与指向前方的右脚保持方向垂直。双臂向两侧平举，与地面平行，掌心向下。躯干转向正前方，左腿绷直，保持背部竖直挺拔。目视前方，目光坚定而柔和，保持这个姿势，均匀呼吸。

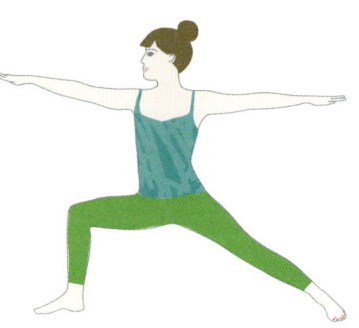

④ 反战士式

从战士二式进入，吸气时，延展脊柱。呼气时，抬起右臂向上靠近耳根，带动脊柱向上延展，左手轻搭小腿上。进入体式，保持这个姿势，均匀呼吸。

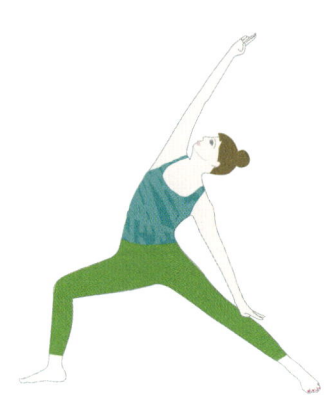

⑤ 战士一式

抬起双臂，贴近耳朵。双脚站稳，转动左脚，使脚尖指向瑜伽垫的左前角，然后将躯干转向正右方。左腿伸直，右腿弯曲，大腿与小腿垂直。保持这个姿势，均匀呼吸。

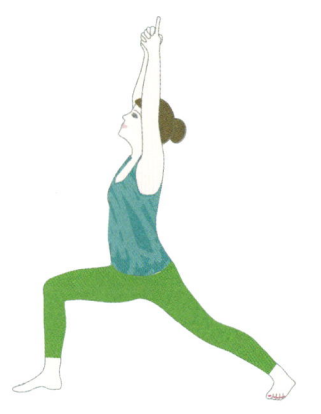

⑥ 谦卑战士式

躯干向前弯曲至右膝盖附近，双臂向上伸展，指向天花板，双手保持"生命力手印"姿势。保持这个姿势，均匀呼吸。

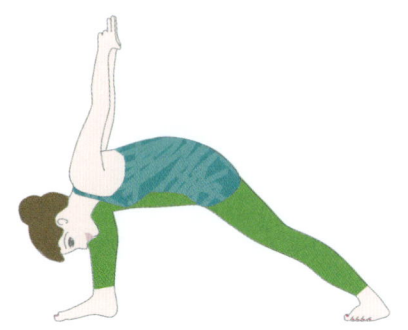

⑦ 战士三式

随着呼吸，伸直右腿，将身体重心移至右脚上，抬起左腿并向后伸直，左脚脚尖朝下。如果能保持平衡，可以试着将双手放在胸前做祈祷式；如果保持平衡有困难，双臂可以夹耳侧向前伸展。保持这个姿势，均匀呼吸。

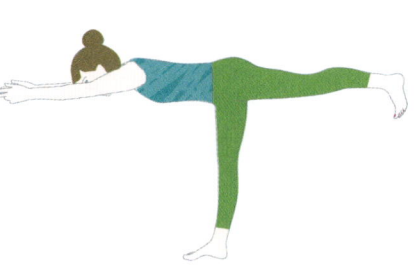

➡ 回到山式站姿，深吸一口气。重复该体式序列，并从战士二式开始完成换边。

塑造身材

你可能已经开始练习瑜伽了，并希望能减轻体重。诚然，瑜伽并不是消耗热量最多的运动，即使你在高温的房间里练习也是如此（因为流汗并不能减少脂肪）。虽然某些类型的瑜伽也富有动感，但有氧运动（如游泳、跑步等）仍然是消耗热量的最佳方式。不过，由于瑜伽能锻炼到很多肌肉，因此有助于塑造身材。这很了不起，不是吗？

① 我的肌肉锻炼计划

下面的练习具有双重益处：**塑造身材和增强腹部力量**，换句话说就是增强"核心"力量。

强健的腹部有助于保持良好的体态和肩背部的健康。这就是瑜伽的魔力！

➡ 前臂平板式

这个体式不太容易被掌握，但好在每次练习都会有进步！首先，试着保持一分钟，不要憋气，保持自然的呼吸。

俯卧，双肘弯曲支撑在地面上，前脚掌撑地，身体离开地面，躯干伸直，头部、上背部和臀部呈一条直线。手肘放在肩部下方，手指指向前方。腹部收紧，双腿伸直，脚跟向后用力，眼睛看向地面并自然**呼吸**。保持这个姿势一分钟，然后进入海豚式。

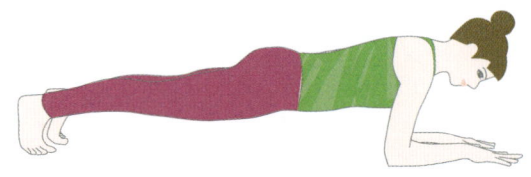

➡ 海豚式

保持前臂和手指着地（请确保所有手指关节着地）。双脚向前移动，将臀部抬向天空。现在你的身体应处于下犬式或者倒 V 式，不同之处在于前臂着地。保持这个体式，并进行 5 轮呼吸。

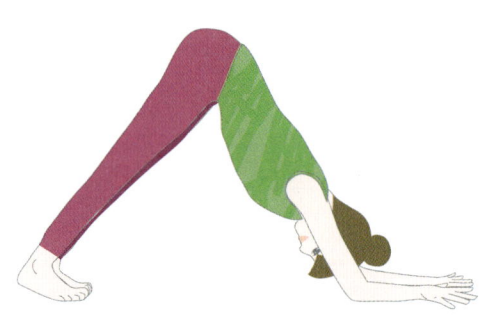

➡ 婴儿式

以跪姿开始，将膝盖放在地面上，做婴儿式。臀部坐在脚跟上，躯干靠在大腿上，双臂向前伸展或放在身体两侧。

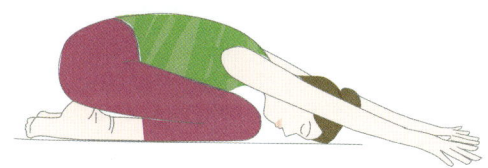

② 接受自己的身体

为了拥有优美的身材，合理的体重至关重要，这也有助于保持健康。但是，请不要忘记用爱的眼光看待自己（即便是身上的赘肉，那也是属于自己的独特印记）。

我爱自己的地方：

☐ 面孔　　☐ 臀部

☐ 头发　　☐ 双脚

☐ 胸部　　☐ 全部

☐ 大腿　　☐ 其他

有助戒烟

人们对吸烟持有不同的看法：有的人认为吸烟是理所当然的事情，并且乐在其中；有的人则一直想要戒烟。但有一点是相通的：只需一根烟的时间，就能让他们放松下来。你是否考虑过利用瑜伽来戒烟呢？

① 瑜伽和吸烟：背道而驰

《瑜伽经》（瑜伽的创始典籍，见第 37 页）并没有强制练习瑜伽的人戒烟，就像你不必成为素食主义者或去印度朝圣一样。但是，吸烟和瑜伽就像节食和每天吃巧克力泡芙的关系一样，是背道而驰的！这的确有问题，你一边把精力花费在关注吸气和呼气上，将"普拉那"（生命能量）灌输到每个细胞中，而另一边却在吸烟。

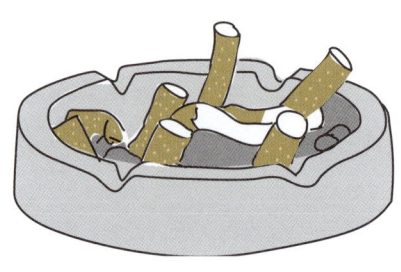

② 几个问题

➡ **坦诚地面对自己！**

在开始戒烟之前，请诚实地回答这个问题：

"你真的想戒烟吗？"如果答案是否定的，那么就没有继续看下去的必要了，因为你还没准备好（当然，不必为此内疚，没有人能完美无瑕）。如果答案是肯定的，那就继续吧！

➡ **你会抽多少烟？**

- 每天：
- 每周：
- 每月：
- 每年：
- 自从你开始吸烟以来：

➡ **你何时抽烟？（选出你的答案）**

- 早上醒来时　　　　　　　　从不　有时　经常　所有时间
- 工作间隙　　　　　　　　　从不　有时　经常　所有时间
- 晚上　　　　　　　　　　　从不　有时　经常　所有时间
- 入睡前　　　　　　　　　　从不　有时　经常　所有时间

➡ **你为何想戒烟？**

- ☐ 为了健康
- ☐ 为了爱人或孩子
- ☐ 为了不想上瘾
- ☐ 为了让自己感觉良好
- ☐ 其他＿＿＿＿＿＿

③ 苦行（Tapas）：自律

好，既然你已经做出了戒烟的决定，就请坚持到底！在生活中，就像练习瑜伽一样，自律并不简单。在梵语中，苦行被称为"Tapas"，即"内在之火"。下面请测试你的"Tapas"，自律程度！

1. 选择一个你想要练习但还不能完成的瑜伽体式（或一个类别体式）。选择一个对你来说似乎很难，但根据你的体能和练习水平，你有可能在不久的将来完成的体式。

2. 在家练习这个体式，每天5到10分钟，持续一个月。循序渐进，不要中断，坚持你的自我承诺和目标。如有必要，可向瑜伽老师请教。

请积极地面对戒烟

- 吸烟并不是你的本性，你拥有改变自己的能力。
- 戒掉一两根香烟并不意味着万事大吉。但尝试就是进步！
- 相信自己，你一定能做到！
- 如有需要，请寻求帮助。

我的"盘中瑜伽"

早餐和点心

请避免在瑜伽课前进食,因为瑜伽练习通常包括扭转或倒立的体式,你的腹部有时会受到挤压。身体需要进行活动,还需要进行放松。在饱腹状态下,你很快就会觉得不舒服!如果你担心临近上课时出现饥饿感,可以选择吃一点坚果。这样既能补充能量,又不会给肠胃造成太大的负担。在练习与腹部有关的体式时要小心:肠道可能会随时排气。

① 开启充满活力的早晨

➡ 能量满满的薄煎饼

煎饼不仅适合当早午餐,即使在工作日的早晨,也能迅速制作完成。它不含麸质,非常容易消化。

制作 6~8 个薄煎饼需要的材料:

- 180 克燕麦片
- 1 根香蕉(熟透为佳)
- 1/2 包酵母
- 300 ml 牛奶
- 1 个鸡蛋
- 适量的食用油
- 面粉

1 前一天准备好面糊,这样当天就可以直接煎薄饼:将燕麦片、香蕉和酵母倒入搅拌机。一边搅拌,一边倒入牛奶。然后将鸡蛋打散,拌入混合物中。

2 将煎锅加热,倒入适量的食用油和一些面糊,然后逐个煎制薄饼。

换换口味:往锅里倒入面糊后,加入巧克力块或蓝莓,就能得到全新口味的薄煎饼。

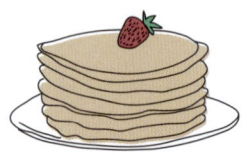

➡ 奇亚籽布丁

奇亚籽虽小,却富含欧米伽-3脂肪酸、膳食纤维、蛋白质和抗氧化成分……用奇亚籽点缀的糕点甜品十分可爱。这是我十分喜欢的一道食谱,也诚意推荐给你们!

制作1碗布丁需要的材料:

- 1勺奇亚籽
- 200 ml 牛奶
- 1~2个无花果干(或梅子)
- 1勺蜂蜜
- 3颗大草莓
- 1小把杏仁

1 前一天,将奇亚籽、牛奶、蜂蜜和切碎的无花果干混合在一起,倒入一个漂亮的碗或透明果酱瓶中,放入冰箱过夜。

2 第二天早上,将草莓和杏仁切成块,点缀在布丁上,这就完成了!

换换口味:你可以用菠萝、桃子、苹果、蓝莓等其他水果代替草莓。

② 外带小吃

➡ 杰姆的曲奇饼干

这个食谱是玛蒂尔德的朋友兼瑜伽老师杰姆提供的。这一次,我们仍会用到燕麦片。

制作 4 块大曲奇饼干需要的材料：

- 面粉
- 4 根香蕉，捣成泥备用
- 180 克燕麦片
- 切成小块的水果干
- 一撮盐

1 将烤箱预热至 180°C。把所有配料混合在一起，然后捏成小团，放在铺有烘烤油纸的烤盘上。

2 烘烤 10~15 分钟。等饼干冷却后，就可以带着它们出门了！

③ 晚上的甜蜜夜宵

➡ 可可 – 香蕉 – 椰枣冰棍

这个零食特别适合抵御晚间突如其来的饥饿感！

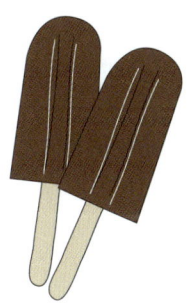

制作 6 根冰棍需要的材料：

- 2 根熟透的香蕉
- 2 颗椰枣
- 1/2 杯杏仁奶
- 1 大勺无糖可可粉
- 香草精
- 椰子粉

1 把香蕉、椰枣、杏仁奶和香草精倒入搅拌机中打匀。然后加入椰子粉和可可粉，再次搅拌均匀。

2 将混合物倒入小雪糕模具中，在每个模具中插上一根棒棒糖棒或半根吸管，放入冰箱冷冻室。

我的夏季沙拉

夏天来了！新鲜的沙拉、甜美的果汁、多汁的西瓜……这是个充满了瓜果、甜食的清爽季节，当然，还有无人能抗拒的开胃饮品！为了避免燥热，你可以选择清淡的和带苦味的食物，尽量避免过重的口味，不要吃得过于辛辣，也不要吃得太咸。

➡ **夏季蔬菜条沙拉**

准备 2 人份需要的材料：

- 100 克大麦仁
- 4 根胡萝卜（最好选择颜色不同的胡萝卜）
- 3 根黄色和绿色的小西葫芦
- 50 克羊奶干酪
- 一小把香葱

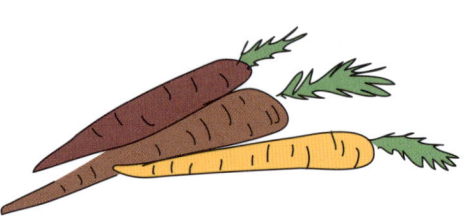

调配沙拉汁需要的材料：

- 2 大勺橄榄油
- 2 大勺柠檬汁
- 1 大勺蜂蜜
- 1 勺芥末
- 适量盐和胡椒

1 在平底锅中加入盐和水，把大麦仁煮透，然后把蔬菜都切成条状，把羊奶干酪切成大颗粒状。

2 将所有的沙拉汁调料混合在一起，备好酱汁。

3 在盘子里摆上一小堆大麦仁，铺上西葫芦和胡萝卜丝，撒上干酪粒和香葱，最后用沙拉汁调味。

> **超级清爽的夏日饮品**
> 1/2 根切成薄片的黄瓜 + 切成薄片的柠檬 + 几片薄荷叶，把它们放进水壶里，然后带上去做瑜伽。你还可以加入冰块，或放入冰箱冷藏，以保持清爽的口感！

改善消化的四条阿育吠陀戒律

- **饿了才吃**。饱腹感总是姗姗来迟。做个测试：像往常一样给自己盛一盘菜，一分为二，吃完一半后，稍等片刻，再问问自己是否真的还感到饥饿。

- **放慢食速**。要做到这一点，你可以更加留心关注食物的味道、口感和气味。晚餐和就寝时间至少间隔**两个小时**，避免深夜饮酒。

- 感恩食物给你带来的一切！

➡ **桃子、豌豆配菰米饭**

准备 2 人份需要的材料：

- 100 克菰米
- 2 个桃子
- 100 克新鲜豌豆

调配柑橘酱汁需要的材料：

- 2 大勺橄榄油

- 1 小勺柠檬汁

- 2 小勺橙汁

- 1 大勺蜂蜜

- 适量盐和胡椒

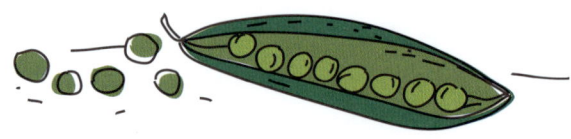

1 按照包装上的说明煮菰米（这种米需要煮很长时间，有时甚至需要煮 50 分钟）。

2 同时，将豌豆放入高压锅煮 10 分钟。

3 将桃子切成四等份，放入无油的煎锅中煎烤。

4 将制作酱汁的材料都混合在一起。

5 在盘子里摆上菰米饭、桃子和豌豆，浇上酱汁。

我的冬季舒缓食谱

均衡、应季的饮食原则同样适用于冬季。但是，当时令水果和蔬菜也染上了冬季的黯淡时，我们如何在日常烹饪中保持灵感呢？这里有一些色彩缤纷的有趣食谱，它们能帮助你抛弃一成不变的蔬菜汤做法，也可以减少点轻食外卖的需要！

① 热沙拉

这种沙拉也可以放凉食用，并且非常适合随身携带。做热沙拉时，应在最后一刻将煮熟的谷物和其他食材进行搅拌，以免谷物的热度烫熟其他配料！

➡ 减压午餐沙拉

准备 2 人份需要的材料：

- 70 克荞麦或小麦
- 1 大勺橄榄油
- 1 把菠菜
- 1 个苹果
- 2 根芹菜
- 1 小把坚果

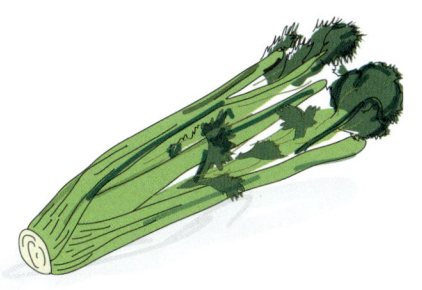

调配酱汁需要的材料：

- 4 大勺自制酸奶
- 1 撮莳萝
- 1/2 个柠檬
- 适量盐和胡椒

1 水中加入盐，烧开后放入荞麦或小麦，用小火煮 12 分钟。煮熟后，用叉子扎孔通气，并加入橄榄油搅拌，以防粘锅。

2 准备一个大沙拉碗，将嫩菠菜、切成细条的苹果和切成小块的芹菜混合在一起，然后准备酱汁。

3 将煮好的谷物、蔬果和酱汁充分混合，分装在两个碗中，并撒上坚果。

➡ 多彩沙拉，让冬日不再忧郁

准备 2 人份需要的材料：

- 120 克藜麦
- 1 个橙子
- 1 根莴苣
- 4 个小红菜头（已煮熟）
- 50 克罗克福干酪
- 1 把榛子

调配柑橘酱汁需要的材料：

- 2 大勺橄榄油
- 1 小勺柠檬汁
- 2 小勺橙汁
- 1 大勺蜂蜜
- 适量盐和胡椒

1 锅中倒水，加盐，煮沸后加入藜麦，煮 12 分钟左右。

能不能吃肉

瑜伽的第一原则要义就是"非暴力"（见第 38 页）。吃肉是否违背了这一原则呢？其实，在练习瑜伽的过程中，你无须严格限制自己的饮食。但渐渐地，当你愈发清晰地倾听到了自己的心声，就越想重新审视自己的饮食习惯……

2 将橙子切成四瓣，去掉上面的白丝。准备好莴苣，切成小块。将红菜头切成四瓣，罗克福干酪切成小块，榛子压碎。

3 将所有酱汁配料混合在一起。藜麦煮熟后，沥干水分。将每种配料放在浅盘中，淋上柑橘酱汁。

② 玛蒂尔德为冬天准备的暖饮

当寒冷来袭，感冒的征兆初现时，没有什么比这杯暖饮更适合的了！

准备 1 大杯暖饮需要的材料：

- 开水
- 柠檬汁（半个柠檬）
- 1 大勺蜂蜜
- 1 个八角
- 1 块桂皮

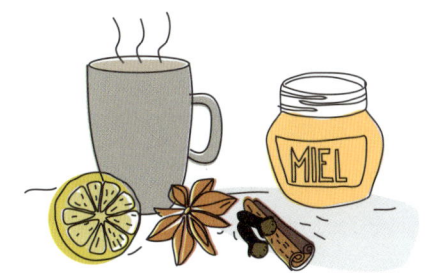

将所有配料放入开水中浸泡几分钟即可。为了让它更美味，可以把它倒入一个漂亮的杯子中，然后把自己裹在柔软的毯子里品尝！

终身瑜伽

瑜伽是一种生活方式

适当的压力也有好处。例如，它可以激励我们取得成就和优异的成绩。但压力过大会给我们的身心健康带来负面影响。通过每天练习瑜伽并践行瑜伽哲学，你不仅可以获得内心的宁静，还会收获其他好处。

① 我让自己暂时停摆，再后退一步

将瑜伽融入生活，这意味着通过新的方式观察自己是如何体验事物的。停顿片刻，问问自己什么是我需要的？什么是我不需要的？通过一些简单的动作重新连接身体和心灵，专注当下的呼吸，**让自己放松、去观察、去倾听**。

② 培养我的自信心

瑜伽还能增强自信心。当你双脚稳稳地站在地面上，摆出山式体式，双肩打开，目光柔和而坚定时，你会感到**踏实、稳固**。请把这种意念练

习带到日常生活中去。记住，你永远无法控制生活中发生的一切。但是，你可以通过瑜伽来锻炼身体，修炼心灵。

> ### 适当放松
>
> 当生活以每小时 100 千米的速度前进时，偶尔放松休息一下就显得尤为重要。别忘了问问自己："我为什么要做这些？值得吗？"而最重要的是："什么对我来说才最重要？"

> ### 这是瑜伽带给你最棒的礼物之一
>
> 你开始练习瑜伽，可能是出于一个特定的原因。但随着练习的深入，你最终会发现更多继续练习瑜伽的理由。这都要归功于瑜伽带给我们的益处，它会让我们更加快乐！

③ 我时刻都在培育自己的心灵花园

瑜伽可以在任何地方、任何场合进行练习。无须等到下一堂课，你就能感受到它所创造的平静与舒缓。即使在紧张的时刻，瑜伽也一直与你同在。它就像你专属的便携式能量花园。

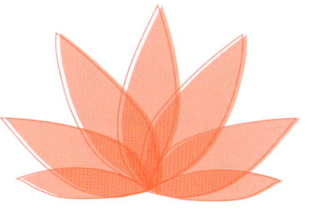

④ 我找到了内心的平静

瑜伽，意味着结合，或者正如玛蒂尔德的一位瑜伽老师所说，它是一种和解。无论过去存在多少年的分歧与不和，瑜伽都提供了一种优美而宁静的方式，帮助我们达成内心的平和，实现心灵与身体的和谐统一。

- 现在，你自己对瑜伽的定义是什么？

_____
_____
_____

- 在本手册的开头，你已经问过自己为什么要开始练习瑜伽，现在的问题是为什么要继续练习瑜伽（答案是否已经发生了改变）？

_____
_____
_____

曼陀罗：我的励志诵词

瑜伽语音被称为曼陀罗，它能抚慰和鼓励我们，就像我们对自己、他人和世界说出的祷告词。它们是我们可以在适当的时候对自己重复的温和话语。这里有一些好的句子，你可以把它们抄在日记本上，或是用便利贴贴在冰箱门上，甚至可以把它们作为练习时的初衷。以山式体式站立，或盘腿而坐，重复你一天的曼陀罗，这便是你对自己做出的承诺。

① 舒缓、励志的短句

我要努力地尽情享受生活。

完美是一种幻觉。

涓涓细流汇成大河。

我能做到。

我总是有选择的余地。

跌倒了，让自己爬起来。

一切都在运动，一切都在变化。

同情自己，也同情他人。

② 我的关键词

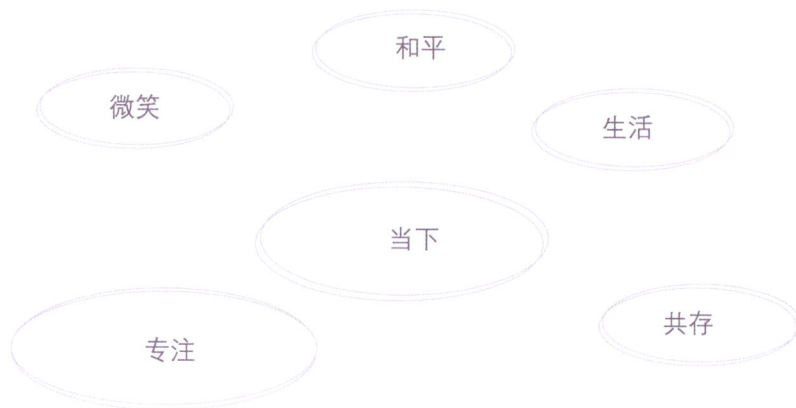

③ 属于我自己的曼陀罗

在阅读的过程中,你也许会遇到一个令人印象深刻的词或短语,你自己的曼陀罗是什么?

_____

_____

_____

我的瑜伽日志

这是属于你的私人空间！你可以在这里记录练习过程中的各种情绪、感觉和体验；分享你最喜欢的瑜伽体式、遇到的挑战，以及取得的进步；写下你最喜欢的食谱；记录你尝试过的不同瑜伽类型和课程等。